Deine Füße - meine Füße

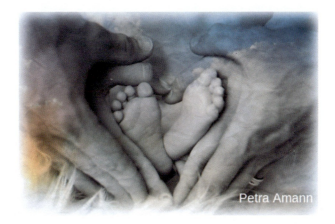

Petra Amann

**Die ThaiTaoFoot
Massage
Die Kunst, Füße zu verzaubern**

Vorwort:

Eine Berufung zum Beruf machen ist nicht allen Menschen vergönnt. Ich habe dieses Glück, denn seit inzwischen gut fünfzehn Jahren darf ich meinen Traumberuf in eigener Praxis ausleben. Daher setze ich mich jeden Tag mit Herzblut für Sie ein, um Ihre Weg-Begleiterin und die Fachfrau bei Ihren Bedürfnissen und Nöten zu sein.

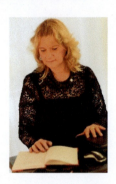

Weiterhin bin ich in Fachzeitschriften als Autorin tätig, führe auf Messen Fachvorträge und Workshops durch. Unterrichte seit 2006 in eigener Massageschule. Behördlich seit 2007 anerkannt erlernten durch mich eine Vielzahl von Menschen, um ihren persönlichen und beruflichen Erfolg zu unterstreichen.
Ob aus Deutschland, vielfach aus Österreich, Griechenland, Schweiz, Italien, Frankreich, Südtirol, Amerika oder Chile. Auch Teilnehmer bei Fernausbildungen in Namibia, Griechenland, Südafrika, Ungarn und Marokko konnten wir so begleiten und mit Fachwissen zu ihrem Erfolg verhelfen.
Auch Hotels, Physiotherapeuten, Heilpraktiker, Ärzte und Thermen sind unter den Teilnehmern sehr oft zu finden.

Immer am Ball bleiben heißt die Devise. Für mich ist die gezielte und regelmäßige Fortbildung wichtig, damit Sie in besten Händen sind. Darauf können Sie sich verlassen, denn damit stehe ich mit meinem Namen.

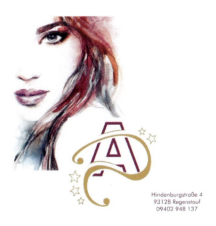

Ja mit Massagen – Medical Cosmetik - Alternativmethoden die ich selbst unterrichte, biete ich seit Jahrzehnten Menschen aller Altersklassen Wohlfühlen, Prävention, Gesundheitsberatung, Kosmetik, Hypnose und Ausbildungen.

Kreiere eigene neue Wellness Highlights, die oftmals als DAS „Massageerlebnis des Jahres" in Fachzeitschriften vorgestellt werden.

Führe Hotel- und Thermen Ausbildungen durch und bin für Fachverlage, oder auch bei Messeveranstaltungen als Referentin tätig. Verfasse als Autorin diverse Berichte in Zeitschriften, u.A. für "Beauty Forum", oder auch in der Zeitschrift "Freundin".

Für Ihre Fragen oder Wünsche stehe ich Ihnen jederzeit gerne zur Verfügung.

Ihre Pädagogin, Petra Amann

Sie machen, was wir wollen: Sie heben sich, sie senken sich, sie strecken sich. Und sie tragen uns im Laufe eines Lebens über 160.000 km weit.
Sie sind Wunderwerke der Natur und geniale Alleskönner: unsere Füße. Mit ihnen können wir laufen, gehen, springen. Sie tragen unseren Körper, helfen ihn zu halten und zu bewegen.
Manche von uns machen jedes Jahr über 5 Millionen Schritte - nein, keine Marathonläufer, sondern ganz normale Hausfrauen…

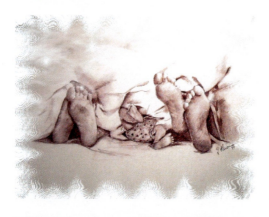

Wir stellen mit unseren Füßen täglich Rekorde auf. Aber das hat Folgen: Die Füße jucken, brennen, schwellen an. Die meisten von uns wissen zu wenig über ihre Füße und muten ihnen zu viel zu. Stundenlanges Stehen und Sitzen, Gehen auf flachen und harten Böden, Laufen in zu engen Schuhen. Das alles kann zu Spreizfüßen, Knick-Senkfüßen, Plattfüßen oder Hohlfüßen führen. Hochhackige und spitze Schuhe machen die Schuhsohle zur

Rutschpartie. Die Zehen werden gequetscht, Hornhaut und Hühneraugen bilden sich, Hammerzehen und Ballen entstehen. Die Durchblutung wird schlechter, das führt zu Krampfadern.

Obwohl die Füße unsere wichtigsten Transportmittel sind, vernachlässigen wir ihre Pflege sträflich: Über 20 Millionen Bundesbürger haben Fußpilz, jeder zweite über 50 klagt über trockene Haut. Diabetiker müssen besonders auf ihre Füße achten. Deshalb sind die richtige Fußpflege und auch die Fußmassage so wichtig!

**Original Thai Tao Foot Massage,
die thailändische Fußmassage aus dem Wat Pho Tempel...**

Wie die Fußmassage nach Thailand kam, ist nicht ganz geklärt, wahrscheinlich wurde sie von Südchinesen, die vor vielen Jahrhunderten nach Zentral-Thailand ein- wanderten, importiert.

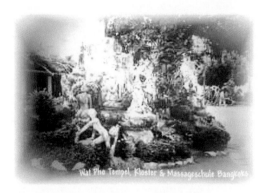
Wat Pho Tempel, Kloster & Massageschule Bangkoks

Die Thais haben sehr viel später erst die heutige Form der Thai Fußmassage kreiert: Sie verbanden die aus China stammende und hauptsächlich therapeutisch eingesetzte Akupressur Technik mit Elementen der Traditionellen Thaimassage (Energielinien, Bearbeitung von Waden und Knie, Grifftechniken, Holzmassagestab).

So entstand daraus eine wunderbare Behandlungsmethode mit eher präventivem Charakter, die so manches Lächeln unter und nach der Behandlung auf unsere Gesichter zaubert. Ein Wohlgenuss für Körper und Seele...

Was ist überhaupt Thai Massage? Hier die Geschichte:

Wie so oft in Asien, gibt es nicht eine "reine" Geschichte, sondern mehrere, die sich ähneln. Es heißt aber übereinstimmend, dass die Thai Massage ihren Ursprung in Mutter Yoga hat und dass sie deren „erstgeborene Tochter" sei.

Die Thai Massage blickt auf eine ca. 2.500 – 3.000 Jahre alte Vergangenheit zurück. Die Tradition dieser Heilberührung entstammen dem klassischen Yoga und wurde von Buddhas Leibarzt Dr. Shivago entwickelt. Er war auch Heiler in der buddhistischen Theraveda Tradition in Indien und unterrichtete die Mönche und Nonnen in der Kunst der heilenden Berührung sowie in der Kunst des Heilens mit Heilpflanzen.

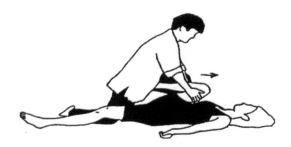

Thai Tao Foot Massage

Die Fußmassage ist eine alte chinesische Massage.
Seit ca. 3.000 Jahren wird sie wie auch die Thai Massage durchgeführt.
Fußmassagen können sehr gut zusätzlich zu Behandlungen bei vielen Beschwerden eingesetzt werden.
Zum Beispiel: Kopfschmerzen, und Migräne usw.

Die Vorteile der Fußmassage:
1. Um die Blut- und Lymphzirkulation im Körper zu stimulieren
2. Unterstützend: Kopfschmerzen, Migräne, Stress, Asthma, Erkrankungen der Niere, Verspannung, Darmträgheit / Verstopfung, Nebenhöhlenentzündung / Stirnhöhlenkatarrh usw.
3. Entspannend
4. Sie ist eine offensive Gesundheitsvorsorge durch Verhinderung von Krankheiten.

Verbote und Warnungen für die Fußmassage:
Der Masseur muss den Klienten vor der Massage fragen, ob er folgende 5 Bedingungen erfüllt werden, sonst sollte man keine Fußmassage durchführen.

1. das letzte Essen liegt 60 Minuten zurück
2. während der Schwangerschaft
3. während der Periode
4. Herzerkrankungen
5. aufkommende Krankheiten

Anmerkung:
Unter den einzelnen Sequenzen und auch bei den Ausbildungen vor Ort ist es leichter in der Du-Form zu kommunizieren.

Der Ablauf der original Thai Tao Foot Massage aus dem What Po Tempel:

1. Beginne mit dem ersten Fuß. Hier sollte man mit dem linken Fuß bei Frauen und mit dem rechten Fuß bei Männern beginnen. Nach dem Yin & Yang Prinzip. Die Handflächen deiner Hände auf beide Seiten der Zehenbasis drücken. (Mittelfußknochen). Rolle den Fuß mit deinen Händen 10-15 mal.

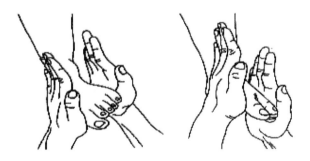

2. Nun drücken die Handflächen die Achilles, massiere den Knöchel 10-15 mal.

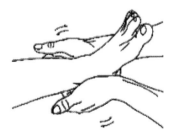

3. Daumenballen massieren das Zentrum der Fußsohle, von Ballen zum unteren Ende der Sohle und zurück 4-5 mal

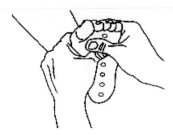

4. Auftragen von Creme oder Öl auf den Fuß mit leichtem Aufstrich und Massage. Abwechslung der beiden Hände.

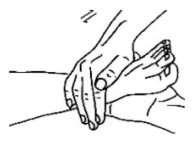

5. Die beiden Daumen drücken an das Zentrum das hintere Teil der Ferse. Die Finger sind auf der Oberseite des Fußes. Bewege die Hände aufwärts vom hinteren Teil der Ferse zur Basis der Zehen, arbeite 10-15 mal

(Druck der Fußmitte von der Ferse zu den Zehen)

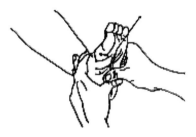

6. Die Daumen drücken auf das Zentrum der Zehenbasis. Bewege die Hände abwärts zum hinteren Teil der Fußsohle (umgekehrte Richtung wie im Punkt 5), arbeite 10-15 mal.

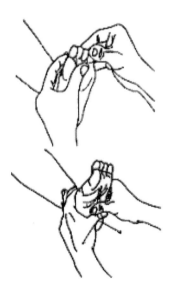

7. Mit den Knöcheln auf die äußere Seite von der Spitze des Fußes pressen, arbeite 10-15 mal

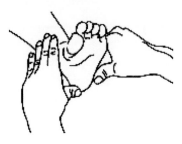

8. Presse mit dem Knöchel des Zeigefingers hinter der Außenseite des Sprunggelenkes. Kreisendes Streichen der Achilles 10-15 mal

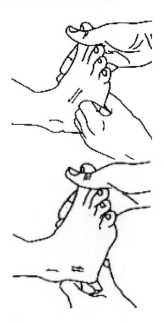

9. Mit den Knöchel des Zeigefingers die Außenseite des Sprunggelenkes. halbkreisförmig (U-Form) pressen 10-15 Runden

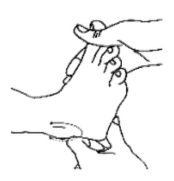

10. Streiche mit den Knöcheln auf der Oberseite des Fußes pressen, von den Zehen zum Fußrist 10-15 mal

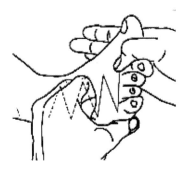

11. Streiche mit den Knöcheln die Sole des Fußes von den Zehen zur Ferse 10-15 mal

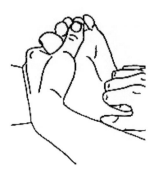

12. Streiche mit den Knöcheln auf der Innenseitenkante der Oberseite des Fußes hin und her 10-15 mal

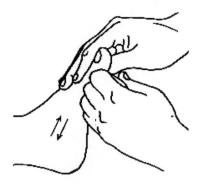

13. Mit dem Knöchel des Zeigefingers halbkreisförmig (U-Form) die Innenseite des Sprunggelenkes massieren 10-15 mal

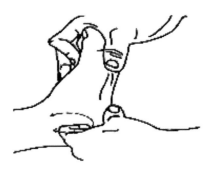

14. Massiere zickzackförmig mit den Knöcheln die Innenseitenkante entlang des Fußes 10-15 mal

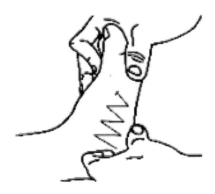

15. Lege die Daumen unter der Fußsohle, mit den Fingerknöcheln die Oberseite des Fußes mit kreisförmigen Bewegungen massieren 10-15 mal

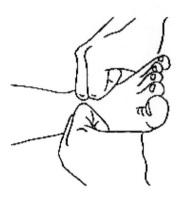

16. Massiere mit den Knöcheln mit Zick-Zack-Bewegungen entgegen Zehen den Fußrist 10-15 mal

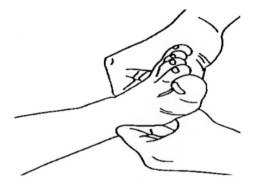

17. Der Daumen drückt auf der Innenseite des Fußristes vom Mittelfuß aus, in geradliniger Bewegung hinauf zu den Zehen, dann bearbeitet man mit den Knöcheln zickzackförmig Vorderfußseite. Arbeite 10-15 mal

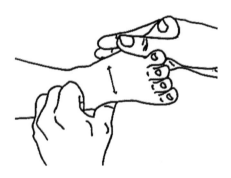

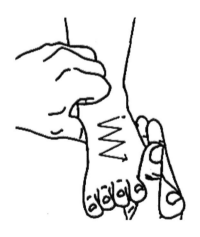

18. Die Hände umfassen das Fußgelenk, die Daumen massieren das Fußgelenk mit kreisförmigen Bewegungen 10-15 Runden

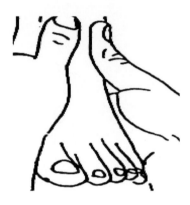

19. Geradlinig mit den Fingerspitzen die Fußsohle massieren. Arbeite mit Bewegungen quer zum Fußballen und abwärts 10-15 mal

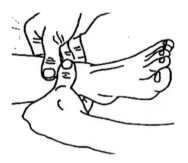 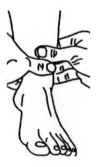

20. Arbeiten mit dem Massagestock oder einem Akupressurgriffel

20.1 Der Stock auf die Zehen drücken. Bewege den Stock rund um den Zeh 10-15 mal pro Zehe

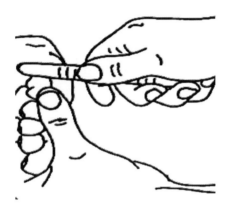

20.2 Den Stock fest mit Bewegung an die Spitze der Zehen drücken, 10-15 mal pro Zehe

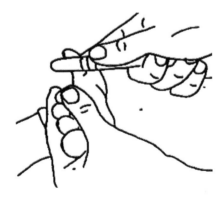

20.3 Der Stock arbeitet an der Zehenbasis in streichenden Bewegungen 10-15 mal pro Zeh

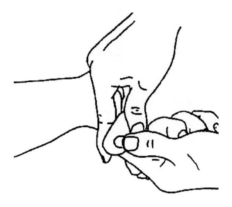

20.4 Der Stock arbeitet an den „Schulter" Kanten der Fußsohle für 10-15 mal streichen

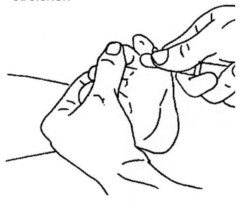

20.5 Arbeite kreisend am Zentrum der Fußsohle. Arbeit 10-15 mal

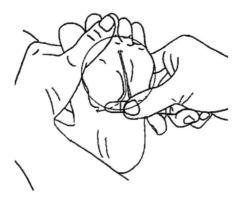

20.6 Streiche nur abwärts die Fußsohle, 10-15 mal

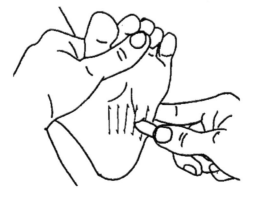

20.7 Mit der Spitze des Stockes den unteren Teil der Fußsohle bearbeiten

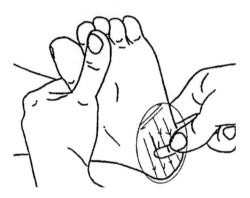

21. Sollten die Reflexpunkte bekannt sein, den Stock beständig mit höherem Druck auf jeden Reflexpunkt für 5-10 Sekunden drücken
Reflexpunkte z.B.:

Reflexzonen.

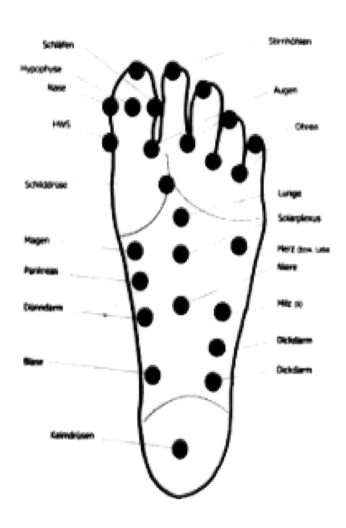

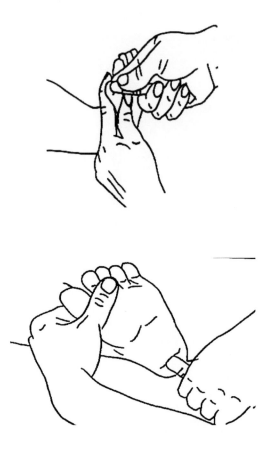

22. Wenn nötig, nochmaliges auftragen und einreiben des Fußes mit Creme oder Öl

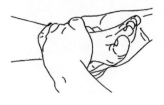

23. Hand umschließt die Oberseite des Fußes, Daumen drücken fest das Zentrum der Fußsohle. Die Daumen bewegen sich auf und ab und massieren die Fußsohle 10-15 mal

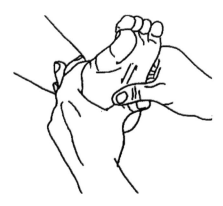

24. Daumen drücken an jeder Seite des Fußes bei den Zehen, bewegen sich aufwärts zum Fußgelenk und runter am Fußrist zum großen und kleinen Zeh. (M-form)

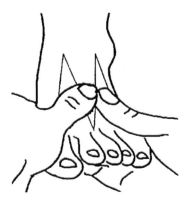

25. Daumen drücken massierend die Energiepunkte am Fußrist bei den Zehen, arbeite 10-15 mal pro Zehe

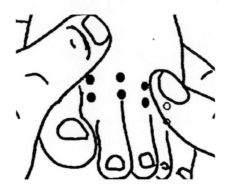

26. Finger rund um den Zeh halten. Massieren, neigen und quetschen die Zehen, arbeite an jedem Zeh.

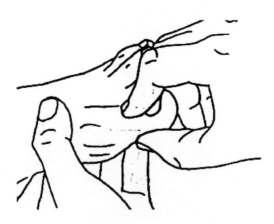

27. Ziehe an den Zehen damit diese knacken, bearbeite jeden Zeh

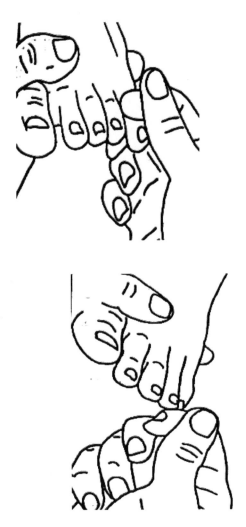

28. Eine Hand hält das Fußgelenk, die andere Hand massiert und quetscht den Achilles 10-15 mal. Wiederhole das ganze und wechsle die Hände um beide Seiten des Achilles zu bearbeiten.

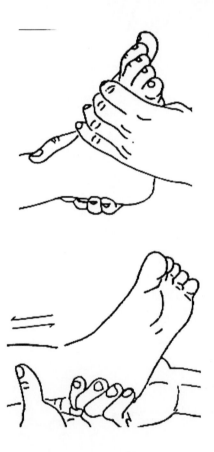

29. Creme wenn nötig nochmals den Fuß ein und massiere den Wadenmuskel (auf den Energielinien 1 und 3. (Hand über das Schiebein, Daumen und Zeigefinger quetschen den Wadenmuskel und das Schienbein, während die Hand sich von dem Fußgelenk zum Knie hin- und zurück bewegt. Arbeit 2-3 mal. Wechsle deine Hand um beide Seiten zu bearbeiten.

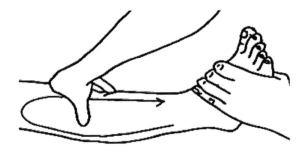

30. Eine Hand hält das Fußgelenk, die Handfläche der anderen Hand massiert walzt sanft das Gewebe rund um das Knie um es zu massieren 10-15 mal

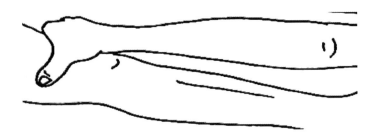

31. Strecke das Bein gerade aus und eine Hand hält das Fußgelenk. Der Daumen der anderen Hand drückt auf die äußeren Wadenmuskel. Der Daumen massiert das Bein an der 1. und 2. Bein-Massage-Linie 2-3 mal pro Linie.

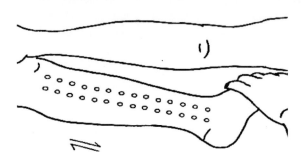

32. Hebe das Knie an, Daumen und Finger quetschen den Wadenmuskel vom Knie zu dem Fußgelenk, bewege sie auf und ab 2-3 mal

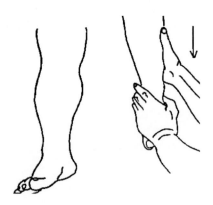

33. Strecke das Bein gerade aus, presse mit den Knöcheln am Wadenmuskel, arbeite an beiden Innen- und Außenseiten des Wadenmuskels 2-3 mal

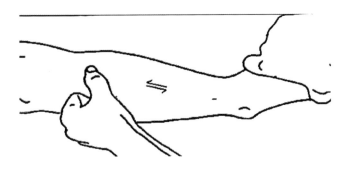

34. Daumen und Finger drücken den Muskel unter dem Schienbein, bewege dabei die drückenden Finger um den Muskel unter dem Schienbein zu quetschen 2-3 mal

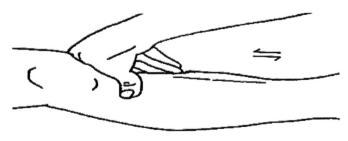

35. Hebe den Fuß an, die hohle Handfläche schlage auf den Wadenmuskel mit taktenden Schlägen.

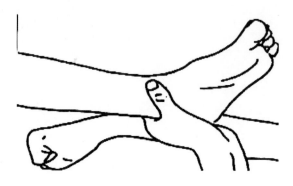

36. Bearbeite schlagend die Fußsohle

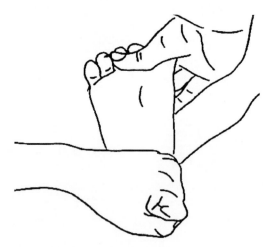

37. Handflächen schlagen leicht auf das Schienbein

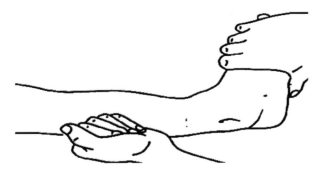

38. Nun wickle mit einem Handtuch den Fuß ein um ihn zu entspannen.

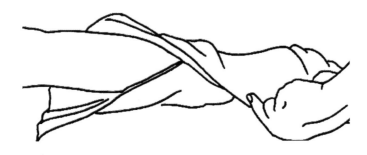

39. Wiederhole obige Schritte am anderen Fuß
...

40. Arbeite wieder mit dem ersten Fuß. Daumen massieren das Zentrum der Ferse (eingewickelter Fuß) 3-4 mal

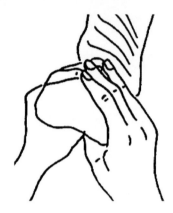

42. Daumen massieren die Fußsohle.

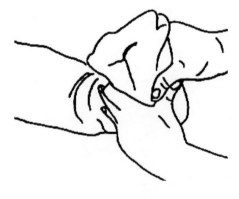

44. Wische das Öl vom Bein ab

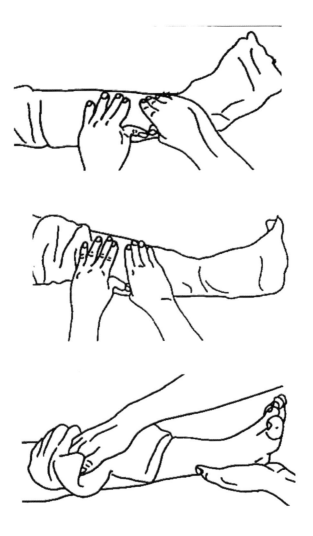

45. Wiederhole Punkt 41-44 am anderen Fuß

46. Drehe das Fußgelenk von jedem Fuß. Eine Hand hält das Fußgelenk, die andere Hand die Fußbasis und dreht den Fuß mit und entgegen dem Uhrzeigersinn 10 mal. Wiederhole dies am anderen Fuß.

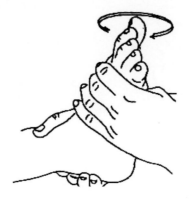

47. Drücke die Zehen von beiden Füßen hoch.

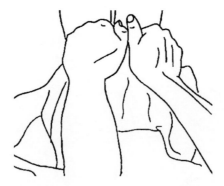

48. Drücke die Zehen runter

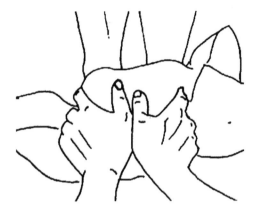

49. Überkreuze die Füße und drücke die Zehen runter. Wiederhole dies auf die andere Weise.

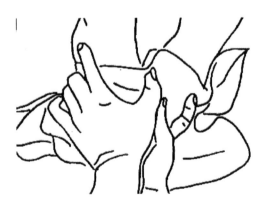

50. Die Füße abwischen und abtrocknen. Lasse den Klienten nachruhen. Trinke selbst ein Glas Wasser und biete dies auch Deinem Klienten an.

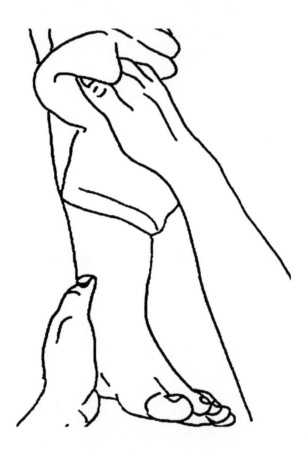

Kurzübersicht

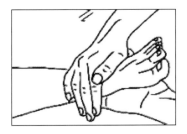

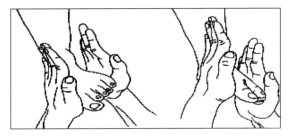

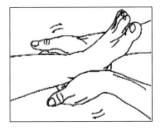
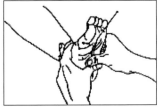

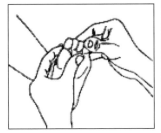
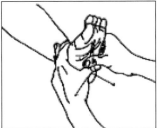

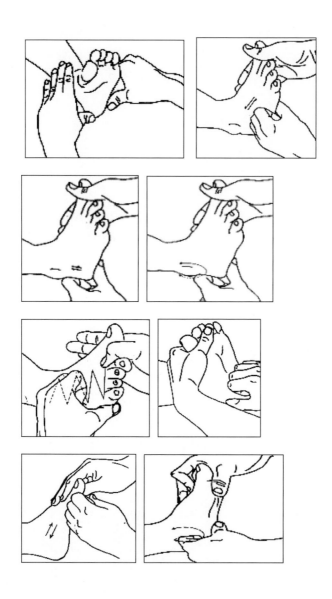

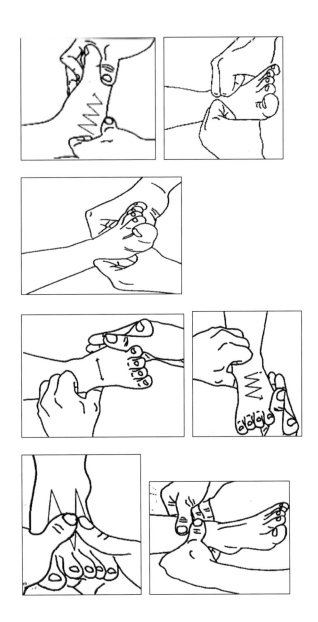

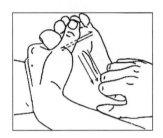

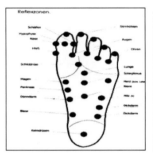
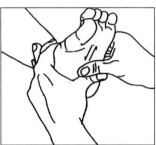

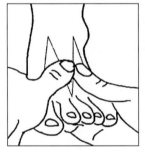
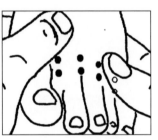

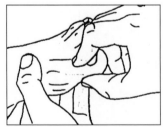
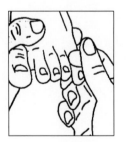

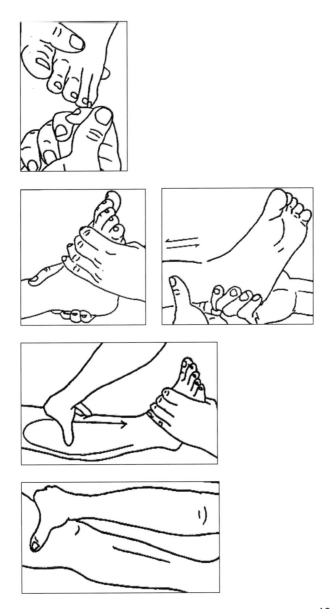

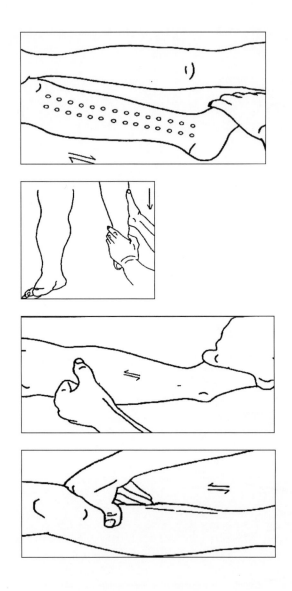

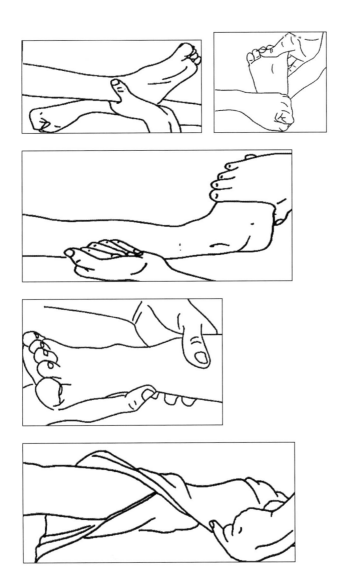

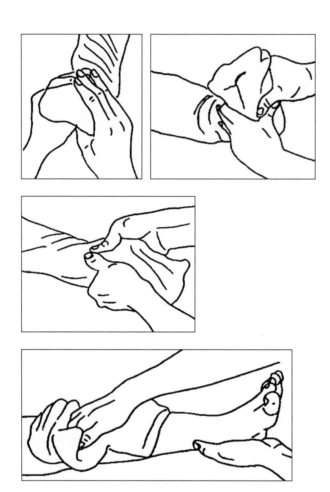

Wenn sich die Füße wohlfühlen, fühlt sich auch der Mensch gut.
Unsere Füße tragen uns durchs Leben. Denn zu oft schenken wir ihnen viel zu wenig Aufmerksamkeit.

Daher lasst uns alle auf leichten Fußen wandern und uns jeden Tag unsere Frau/Mann stehen.

Eure Petra Amann

Petra Amann

Pädagogin
Medical Cosmetic - Massage - Face Reading
Methodik / Didaktik / med. Hypnose
Ausbildungszentrum

Hindenburgstraße 4
93128 Regenstauf
Tel.: 0049 / +9402 948 137

Schlusswort:

Das Copyright und der Buchtitel dieser Veröffentlichung liegen ausschließlich bei Petra Amann.

Auch ersetzt dieses Buch keine fundierte Ausbildung. Ebenso erhalten Sie durch diese Step by Step Beschreibung keinen Therapeuten Status.

Sie erhalten ausschließlich bei meinen Ausbildungen vor Ort fachliches Hintergrundwissen, Zertifizierung, um beruflich und privat Ihren Traum der zu verwirklichen. Ich begleite Sie gerne dabei!

Nach Abschluss einer absolvierten Ausbildungen erhalten Sie ein Zertifikat, dass Sie befähigt diesen Behandlungstitel zu tragen, dieses anzubieten und sich mit dem erworbenen Wissen selbstständig zu machen.

Printed in Poland
by Amazon Fulfillment
Poland Sp. z o.o., Wrocław